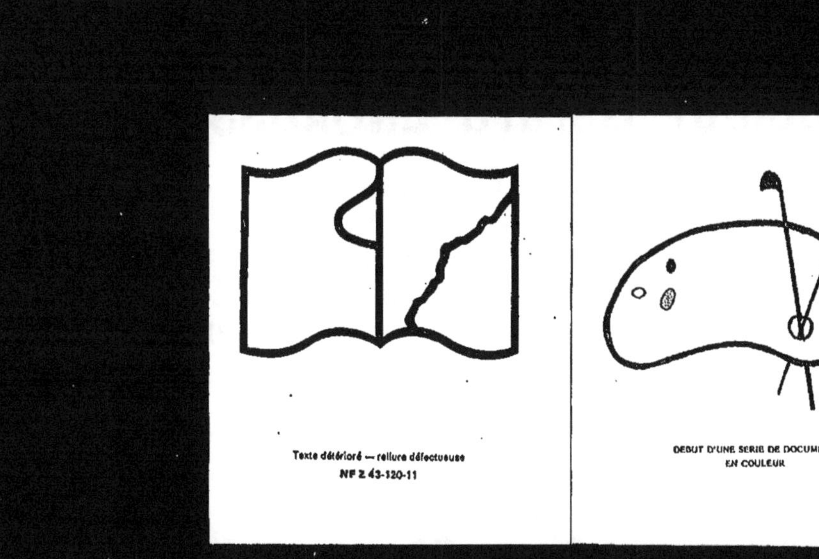
Texte détérioré — reliure défectueuse
NF Z 43-120-11
DEBUT D'UNE SERIE DE DOCUMENTS
EN COULEUR

AF465827

DU TRAITEMENT

DE

'OBÉSITÉ LOCALE

PAR

Le Docteur Gérard ENCAUSSE

DE LA FACULTÉ DE PARIS
LAURÉAT DES HOPITAUX DE PARIS
OFFICIER DE L'INSTRUCTION PUBLIQUE
OFFICIER DE L'ORDRE IMPÉRIAL DU MADJIDIÉ
CHEVALIER DE L'ORDRE ROYAL MILITAIRE DU CHRIST
CHEVALIER DE L'ORDRE DE BOLIVAR, ETC.

PRIX : 0 FR. 20

P
CHAMU
E,

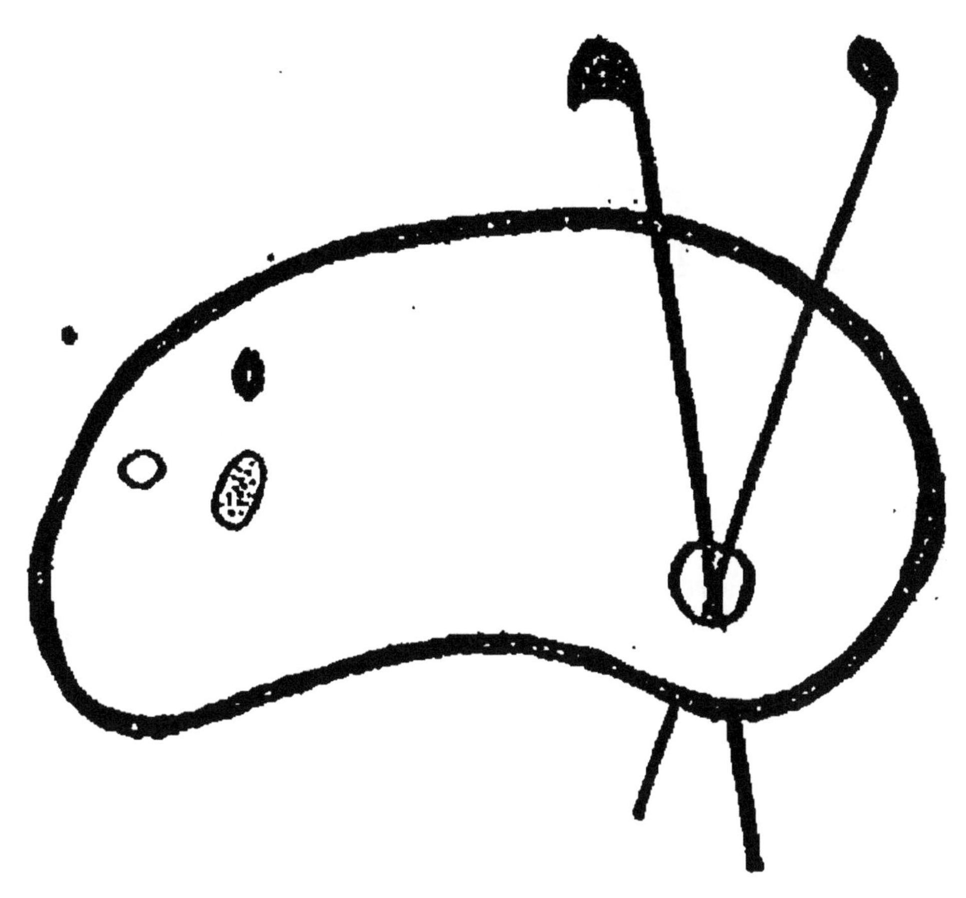

FIN D'UNE SERIE DE DOCUMENTS
EN COULEUR

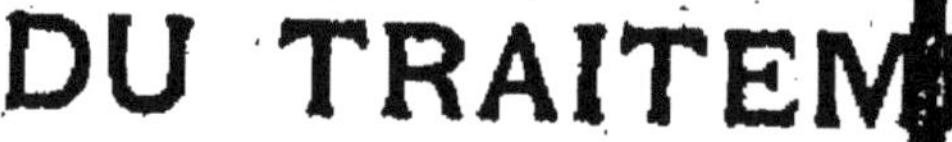

DU TRAITEMENT

DE

L'OBÉSITÉ LOCALE

PAR

Le Docteur Gérard ENCAUSSE

DE LA FACULTÉ DE PARIS
LAURÉAT DES HOPITAUX DE PARIS
OFFICIER DE L'INSTRUCTION PUBLIQUE
OFFICIER DE L'ORDRE IMPÉRIAL DU MADJIDIÉ
CHEVALIER DE L'ORDRE ROYAL MILITAIRE DU CHRIST
CHEVALIER DE L'ORDRE DE BOLIVAR, ETC.

PRIX : 0 FR. 20

PARIS
CHAMUEL, ÉDITEUR
5, rue de Savoie
1898

DU TRAITEMENT

DE

L'OBÉSITÉ LOCALE

Un mot de Physiologie

L'homme, en croyant faire de grandes inventions, n'a fait qu'appliquer à la nature les lois de sa propre constitution. En effet, l'être humain est formé par la réunion de trois usines : une usine inférieure ou abdominale qui transforme les substances de la nature en substances assimilables par l'homme, une usine moyenne ou thoracique qui fait circuler dans l'organisme la matière et la force et fixe sur le globule sanguin l'oxygène de l'air ; enfin, une usine supérieure ou céphalique qui fait mouvoir tous les organes sans exception, depuis la plus petite des artères jusqu'au délicat et actif organe qu'est le cœur.

Or, ces trois usines humaines nous indiquent l'histoire de la mécanique, car l'usine abdominale est l'analogue des machines hydrauliques, l'usine thoracique avec son piston cardiaque, ses chaudières pulmonaires et ses multiples tubes artériels et veineux est une usine à vapeur, tandis que l'usine céphalique avec ses piles médullaires, ses accumulateurs du grand sympathique, ses condensateurs cérébraux et ses multiples fils électriques nerfs, est une usine électrique. L'homme n'a donc fait que s'inventer lui-même à travers les âges.

Considéré comme une machine, l'organisme humain rappelle la locomotive Heimann. En effet, l'usine thoracique ou à vapeur ne fait rien marcher elle-même ; elle se contente de fournir à l'usine céphalique ou électrique la force vitale nécessaire à tout mettre en mouvement.

Les aliments représentent, dans ce cas, le charbon, les poumons représentent les chaudières, le sang agit comme la vapeur, et la force nerveuse comme l'électricité.

Mais ce qui donne à l'organisme humain son

caractère bien particulier, c'est que tout ce qui n'a pas été utilisé est *mis en réserve*. Ainsi, les ganglions lymphatiques constituent les réserves de matière de l'organisme, les cellules graisseuses du tissu conjonctif constituent les réserves de calorique, tandis que les ganglions du grand sympathique tiennent en réserve la force nerveuse motrice et agissent comme de véritables accumulateurs.

Ces réserves, par qui la santé, c'est-à-dire l'équilibre entre l'action des trois usines, se maintient parfait, doivent ne pas être excessives, et l'homme doit toujours utiliser ses ressources sans chercher à les augmenter outre mesure.

En effet, l'augmentation de ces réserves amène des troubles variés : trop de lymphe prédispose à la chlorose et à la scrofule, trop de force nerveuse aux affections hystériques et aux crises de diverses natures, et trop de réserves graisseuses aux graves accidents de l'*obésité*.

Comment se crée l'obésité

Les substances graisseuses que nous absorbons passent directement dans le sang, après avoir subi l'action de la bile et du suc pancréatique. Elles contribuent pour une grande part aux phénomènes produisant de la chaleur animale, et aident puissamment d'après Liébig, à la respiration. Mais tout ce qui n'a pas été utilisé est mis en réserve dans le *tissu conjonctif* sous forme de gouttelettes huileuses contenues dans le protoplasma de ce tissu, les gouttelettes se réunissent bientôt en une grosse goutte homogène et la *cellule adipeuse* est constituée. Le tissu conjonctif proprement dit disparaît ainsi à mesure que les réserves graisseuses augmentent et donne naissance au *tissu adipeux*.

Celui-ci prenant un développement exagéré, par rapport aux autres tissus de l'organisme, donne naissance, par son hypertrophie, aux troubles si connus de l'*obésité* et à tous ses dangers. Si l'obésité est *localisée*, elle donne naissance à de grosses boules graisseuses nommées *lipomes*, et elle est moins dangereuse. Mais si elle se généralise, elle peut rapidement atteindre le cœur et les reins, et entraver les fonctions les plus importantes de l'organisme.

C'est alors que le malade songe à se traiter.

Comment traiter l'obésité

Pour empêcher l'hypertrophie du tissu adipeux et pour la faire disparaître, si elle existe, il faut ramener à leur faible valeur normale les réserves graisseuses ; il faut *brûler ces réserves* en augmentant la production de chaleur organique, c'est-à-dire le travail, fourni par la machine humaine, et il faut, en même temps, empêcher avec grand soin l'introduction de corps gras dans l'organisme. C'est là le traitement classique de l'*obésité générale*.

Ce traitement, pour être réel, doit être intensif, et alors les tissus superficiels ne peuvent suivre assez vite le tissu graisseux dans sa régression et *d'énormes plis* viennent défigurer celui qui a maigri trop vite, et *des rides nombreuses* viennent vieillir prématurément les victimes d'un traitement trop actif et trop mal adapté à l'équilibre organique.

Ces inconvénients se trouvent encore considérablement augmentés s'il s'agit *d'obésité locale*, comme c'est le cas chez la plupart des femmes, où les réserves graisseuses se portent aux hanches et au menton, sans aller autre part. Dans ce cas le traitement *général* de l'obésité détruit la graisse partout et, pour faire maigrir les hanches, la patiente constate avec désespoir que la peau de son corps se plisse partout, que sa poitrine s'efface et que sa figure se couvre de rides.

Conservant donc le traitement général de l'obésité pour les cas graves et ressortissant vraiment du médecin, il fallait instituer un *traitement local* permettant d'atteindre les réserves graisseuses là où elles sont trop abondantes, sans toucher à la portion absolument indispensable pour la marche normale de l'organisme.

Traitement local de l'obésité

Le type de l'obésité locale est le lipome, ou boule graisseuse, qui peut se loger aussi bien au niveau des hanches que sur le cuir chevelu.

Un traitement rationnel de l'obséité locale doit donc répondre aux diverses conditions suivantes :

1. — Etre adapté au temps que met l'organisme pour éliminer et pour remplacer les cellules adipeuses. On évitera ainsi le plissement de la peau et les rides.

2. — Etre le résultat d'une substance agissant comme une sécrétion organique et non pas comme un corps chimique minéral.

3. — Etre susceptible d'agir localement *par absorption cutanée* de la substance choisie, avec garantie que cette substance ne pourra en aucun cas être dangereuse pour les autres tissus de l'organisme.

4. — Donner des preuves expérimentales de ces diverses actions.

Nous allons voir comment le *Savon vert de l'Amiral* répond à ces divers *desiderata*.

1° Quant on veut maigrir *il faut le temps nécessaire*, sous peine de plissements et de rides impossibles à détruire par la suite.

Les expériences célèbres du physiologiste Flourens faisant manger la garance à des animaux, ont démontré qu'il faut environ un mois à l'organisme de ces animaux (lapins et cobayes) pour éliminer les cellules usées et pour les remplacer par des cellules neuves.

Pour l'homme ce temps doit être porté à deux mois lorsqu'il s'agit de cellules conjonctives, et à plus encore s'il s'agit de cellules osseuses.

Le traitement de l'obésité locale doit donc être *doucement progressif* et les premiers résultats doivent demander *15 jours à un mois* pour devenir *rapides* seulement au bout de *deux mois*.

Dans ces conditions la peau suit la régression du tissu graisseux, elle a le temps d'éliminer les cellules superficielles inutiles, en même temps que les cellules adipeuses se transforment en cellules conjonctives ordinaires, et il n'y a *ni plissements ni rides.*

Le Savon de l'Amiral est tout indiqué par l'expérience pour remplir ce rôle. L'électricité et les rouleaux électriques agissent en effet trop vite et sans tenir compte des nécessités organiques, de là les rides et les énormes plis de la peau abdominale consécutifs à ce traitement.

Le *Savon*, au contraire, détruit par sa douceur les cellules superficielles devenues inutiles, et agissant sur les lymphatiques son action est strictement localisée et en parfaite harmonie avec la physiologie. Il a été étudié pour ne pas agir trop activement avant quinze jours de traitement, et les rides sont ainsi évitées, même à la peau la plus délicate.

2° Il fallait un savon pour agir avec douceur sur la peau, voyons quelle substance devait contenir ce savon ?

On a proposé pour cet usage des substances inorganiques comme *l'iodure de potassium.* Or, ce genre de substance agit par à-coups et peut amener des troubles très graves comme le proclament les professeurs Mathias DUVAL et LEREBOULLET dans leur Dictionnaire des Sciences médicales en ces termes : « *Les iodures peuvent provoquer l'azoturie et conduire l'obèse à la cachéxie* (1).

Pour agir *physiologiquement* sur l'organisme il faut un produit *organique*, un liquide physiologique et ne présentant aucun danger : voilà pourquoi le chimiste Louis ENCAUSSE a choisi *la Bile*.

Les propriétés de la bile par rapport aux substances graisseuses sont non seulement connues des physiologistes mais encore des industriels et des chimistes.

DORVAULT, dans son *Officine*, p. 522, dit en effet : « La bile est propre à dégraisser, usage auquel on l'emploie souvent ». *BELEZE*, dans son *Dictonnaire de la Vie pratique* dit, de son côté : « Le fiel de bœuf est employé fréquemment comme moyen de dégraisser et de nettoyer les tissus, sur

(1) Voilà pourquoi il ne faut pas confondre le *Savon de l'Amiral*, basé sur l'action du Fiel, avec les pâtes et produits iodés qui peuvent devenir très dangereux.

lesquels il enlève parfaitement les taches de graisse ».

Théoriquement la bile était donc indiquée — mais comment l'employer ?

On aura beau frotter la peau avec de la bile, on n'obtiendra aucun résultat car l'absorption ne se fera pas et la bile teindra la peau en jaune pour tout effet. Il fallait donc résoudre un nouveau problème, celui de l'absorption cutanée, et, sur ce point le chimiste Encausse était spécialement compétent.

3e Les divers auteurs qui se sont occupés de thérapeutique sont d'accord pour affirmer que l'absorption cutanée des substances médicamenteuses ne peut se faire réellement *qu'au moyen des corps gras* (1). C'est ainsi que l'hydrargyre a dû être incorporé à un corps gras pour être absorbé par la peau.

(1) Rabuteau (*Thérapeut.*, p. 10) excepte de cette loi générale les substances médicamenteuses mêlées à la vapeur par le Générateur L. Encausse. Mais ce cas ne nous intéresse pas actuellement.

Voilà pourquoi la bile fut incorporée dans un savon, et dès lors son absorption était assurée et son action pouvait s'exercer directement sur le tissu adipeux. Cette idée était réellement neuve; elle a fait l'objet d'un brevet spécial. De plus la bile est absolument sans danger à toute dose, et aucune intoxication n'était à craindre, ce qui n'a pas lieu avec les iodures qui peuvent donner des complications quelques fois mortelles,

4° La théorie justifiait en tous points la constitution du *Savon Vert de l'Amiral*, il fallait faire appel à l'expérience.

Les premiers essais furent faits sur des *lipômes* et en un mois ou deux, suivant la grosseur, on vit ces boules graisseuses fondre progressivement et disparaître, sans que la peau du lipôme se couvrît de fissures ou de grosses rides. L'action était donc en même temps active et physiologique.

Une seconde série d'expériences furent tentées en traitant une jambe d'une personne très grasse avec le savon, et en laissant la seconde jambe sans traitement, après avoir mesuré exactement le diamètre des deux jambes. En quinze jours l'effet commençait et, en un mois, la jambe traitée avait diminué de deux centimètres.

Aujourd'hui, les expériences se chiffrent par milliers, et toujours il y a eu un résultat positif et satisfaisant. Ce résultat s'est toujours produit quand le sujet a eu la patience de ne pas vouloir aller plus vite que la Nature qui, faisant les choses au mieux, demande à être suivie d'aussi près que possible.

Nous aurions pu développer notre sujet dans un cadre considérable. Mais nous pensons que les quelques éléments théoriques qui précèdent suffiront pour faire comprendre à nos confrères et à tous ceux qui veulent bien réfléchir, qu'à l'heure actuelle le problème du traitement de l'obésité locale a été parfaitement résolu par le *Savon Vert de l'Amiral*.

BEAUVAIS. — IMPRIMERIE PROFESSIONNELLE

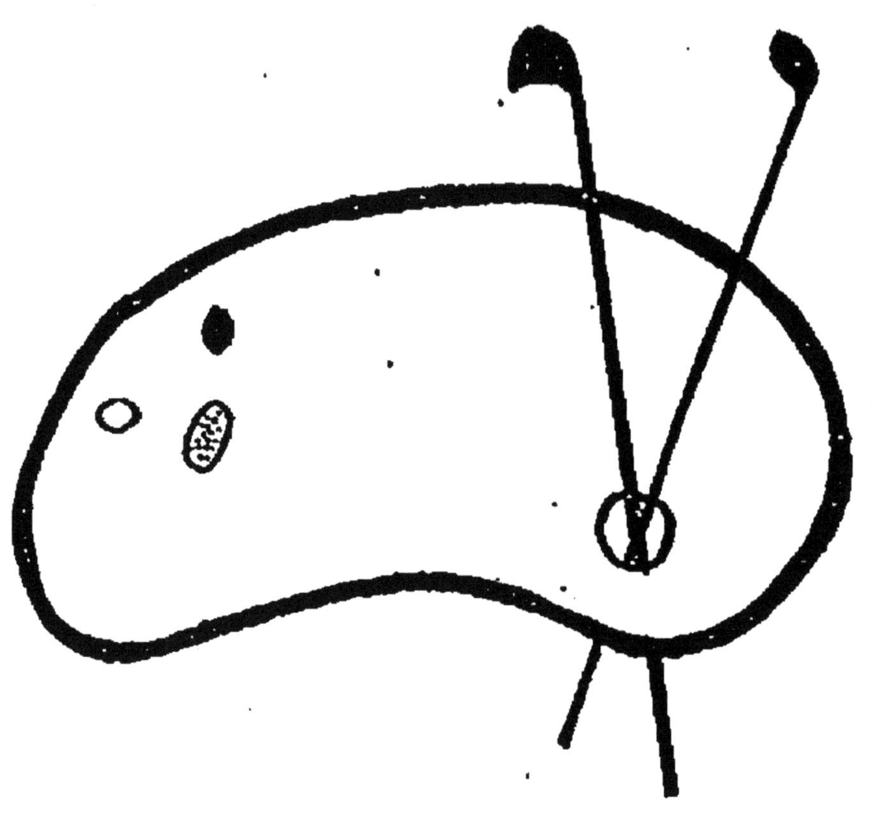

www.ingramcontent.com/pod-product-compliance
Ingram Content Group UK Ltd.
Pitfield, Milton Keynes, MK11 3LW, UK
UKHW020550230726
13925UKWH00006B/2511